U0246968

THREAD LIFT
Short and Long Suture Techniques

埋线提升
短线与长线技术

原著　Punyaphat Sirithanabadeekul

　　　Panprapa Yongtrakul

主审　白转丽

主译　宋月星

中国科学技术出版社

·北　京·

图书在版编目（CIP）数据

埋线提升：短线与长线技术 / (泰) 普尼亚法特·西里塔纳巴德库尔 (Punyaphat Sirithanabadeekul), (泰) 潘普拉帕·永特拉库尔 (Panprapa Yongtrakul) 原著；宋月星主译 . — 北京：中国科学技术出版社，2023.8

书名原文：THREAD LIFT：Short and Long Suture Techniques

ISBN 978-7-5236-0028-3

Ⅰ . ①埋… Ⅱ . ①普…②潘…③宋… Ⅲ . ①美容—埋线疗法 Ⅳ . ① R245.9

中国国家版本馆 CIP 数据核字 (2023) 第 036057 号

著作权合同登记号：01–2022–6903

策划编辑	靳　婷　焦健姿
责任编辑	靳　婷
文字编辑	汪　琼
装帧设计	佳木水轩
责任印制	徐　飞

出　　版	中国科学技术出版社
发　　行	中国科学技术出版社有限公司发行部
地　　址	北京市海淀区中关村南大街 16 号
邮　　编	100081
发行电话	010–62173865
传　　真	010–62179148
网　　址	http://www.cspbooks.com.cn

开　　本	787mm×1092mm　1/32
字　　数	49 千字
印　　张	4
版　　次	2023 年 8 月第 1 版
印　　次	2023 年 8 月第 1 次印刷
印　　刷	北京盛通印刷股份有限公司
书　　号	ISBN 978-7-5236-0028-3/R·3010
定　　价	98.00 元

版权声明

内容提要

　　本书引进自 LAP Lambert 学术出版社，是一部新颖、实用
的埋线提升美容技术实操手册。全书共 4 章，系统介绍了埋线
提升领域的最新研究成果，对特定区域的埋线提升技术、埋线
类型、组织病理学、并发症及处理进行了专题重点阐述。书中
包含大量操作技术细节回顾，以 3D 图解方式使颜面部和颈部
等特殊部位埋线提升手术步骤的阐释浅显易懂。本书内容精练、
重点突出、图文并茂，既可作为临床美容专业医师和医学生了
解、掌握埋线提升技术的专业指导书，又可作为广大美容外科
从业人员了解新技术的参考书。

主审简介

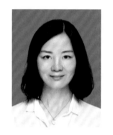

白转丽

医学博士，副主任医师，现就职于西安交通大学第一附属医院整形美容颌面外科。主要专业方向为面部年轻化，在面部提升和微整注射领域有着丰富的临床经验。现任中华医学会整形外科学微创美容学会委员、中华医学会整形外科学激光学会委员、中国整形美容协会医美线技术分会常务理事、陕西省烧伤整形学会青年委员会副主任委员、中国中西医结合学会医学美容西北专家委员会常务委员。主持国家自然科学基金等各类科研项目7项，发表学术论文46篇，其中以第一作者和通讯作者身份发表SCI收载论文9篇。

主译简介

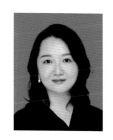

宋月星

主治医师，美容皮肤科主诊医师，皮肤病与性病学硕士，2009 年毕业于中南大学湘雅医学院，现就职于西安晶白净医疗美容诊所美容皮肤科。主要专业方向为色素性疾病的诊断与治疗、非手术面部年轻化，在色素性疾病的诊断与治疗、微整注射领域有着丰富的临床经验。现任陕西省能源技术学院客座教授、中国医师协会皮肤科分会成员、中国医师协会美容与整形分会成员。

中文版序

随着生活水平的不断提高，广大人民群众对美的追求日趋强烈，使得医疗美容行业也得到了迅猛的发展。现如今各种医疗美容项目已被求美人群所熟知并接受，尤其是微创年轻化项目备受青睐。埋线提升作为一种创伤小、休工期短、效果可靠、安全性高的年轻化技术已广泛普及。

THREAD LIFT: Short and Long Suture Techniques 一书由泰国知名专家 Punyaphat Sirithanabadeekul 博士领衔编写，由西安晶白净医疗美容诊所宋月星医师担任主译。该书独辟蹊径，将线材分为长线和短线两类，详细阐述了在特定面部区域（上面部、中面部、下面部及颈部区域）进行埋线提升时的线材选择、操作技术、可能并发症及处理办法。同时，该书图文并茂，配有大量 3D 图示，

使读者能形象地理解各种操作的路径。该书
中译版进一步丰富了国内埋线提升的专业学
术内涵，并为有意开展埋线提升业务的美容
医师提供了一部不可多得的实操手册。

西安交通大学第一附属医院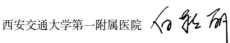

译者前言

　　埋线提升是将不同类型的线材植入面部以起到面部提升、改善面部衰老的一种方法。与传统手术美容和注射美容相比，埋线提升因其简便、微创、疗效确切等优点，深受广大医务人员和求美者的青睐。

　　THREAD LIFT: Short and Long Suture Techniques 提供了埋线提升领域的最新信息，对线材、患者选择、治疗策略和方法、并发症处理进行了全方位的介绍。该书包含大量操作细节和图片，以3D图解的方式进行介绍，不仅清楚直观地介绍了眼周、中面部和面颊、下面部和下颌轮廓、颈部等特殊部位的治疗方法，而且还详细介绍了不同类型的线材在常用区域的植入方法，以及针对亚洲求美者的特殊治疗方法，有助于读者快速掌握正确的操作方法、提高水平，并根据我国

求美者的特点，提供最佳的治疗效果。相信该书对专业医师了解、掌握埋线提升技术会有所帮助。此外，原著提及不少国外医疗监管相关的流程规范，虽然与国内现行规范存在一定差距，但笔者认为仍具有一定的参考价值，因此，对其中绝大部分重要内容进行了翻译，以期在国内同仁遇到难以解决的问题而国内现行规范又没有相关规定时提供参考。

由于中外术语表述及语言表达习惯有所差异，在翻译的过程中会出现一些理解上的偏颇或不够准确的地方，恳请各位读者不吝指正，我将虚心学习和改进。

西安晶白净医疗美容诊所 宋川星

目　录

第1章 总 论

埋线提升技术因其操作所需时间短、侵入性小、恢复期短、术后并发症少、患者恢复迅速而更加便利，因此在过去几十年中得到了广泛普及。埋线提升技术的优点是在皮肤下使用线而没有任何长切口，并且可以通过局部麻醉对患者进行手术。与其他非手术年轻化治疗方法（如填充剂、皮下吸脂术、化学剥脱、超脉冲激光、射频、美塑疗法或肉毒毒素）结合使用也是可行的。

目前，还没有关于在特定区域（如中面部、下面部或颈部区域）使用特定类型线材进行埋线提升的任何文献综述。因此，我们的综述着眼于使用埋线提升进行面部年轻化治疗，包括线的类型、植入技术、组织病理学、并发症及其管理。希望本主题综述是实用的，并且有助于为患者制订治疗方案。我们通过 PubMed 和 MEDLINE 网站使用以下关键词来进行搜索：埋线提升、埋线提升方法、埋线提升技术、埋线提升面部年轻化、埋线提升的并发症、埋线提升流程、锯齿线、非锯齿线、金线、APTOS 线、Silhouette 线、Silhouette Soft 线、PDO 埋线提升、埋线提升效果和颈部埋线提升。我们纳入了 1970 年 1月至 2015 年 10 月的临床试验、比较研究、临床对照试验和临床评价。我们阅读了所有研究的摘要，并过滤掉了与我们研究主题无关的摘要。随后，我们收集并阅读了所有相关研究，并在本主题回顾中对其进行了分析和总结。

为了创建并发症最少且满足患者需求的技术方案，我们将方案分为两部分：短线方案和长线方案。

我们还使用 3D 图片绘制了所有经过验证的技术，以便在临床环境中更好地理解和应用。

第2章　文献综述

一、面部衰老

面部衰老是骨骼和结缔组织变化的综合结果。软组织和其上覆盖的肌肉位置的改变会引起衰老。在老化的皮肤中，结缔组织因弹性纤维数量减少和胶原蛋白沉积而变薄，并被纤维化胶原蛋白所代替。除此之外，皮肤弹性、黏蛋白、蛋白多糖、细胞外基质和血管数量减少。面部衰老会因人的种族、内在和外在因素（如光老化、吸烟、营养或遗传倾向）的影响而异[1]。

随着衰老发生，表皮和细胞层数量保持不变。黑素细胞数量减少，其余黑素细胞体积增大。太阳照射区可出现较大的色素斑，如老斑、肝斑、脂溢性角化病等。

结缔组织的变化包括皮肤强度和皮肤弹性的降低，这被称为弹性组织变性，它在光暴露区域更为明

显。真皮老化的另一个表现是血管变得更加脆弱，这
会导致皮下瘀青和出血。皮脂腺产生的皮脂较少，这
会使保持皮肤湿润更加困难，从而导致皮肤干燥和
瘙痒。

皮下脂肪层变薄，因此组织缺少保温和缓冲，这
增加了皮肤受伤的风险并降低了维持体温的能力。一
些药物被脂肪层吸收。汗腺产生的汗水减少，这样就
很难保持凉爽，并且容易中暑。

外观衰老的另一个主要因素是"重力"，它会导
致面部软组织下垂，例如面颊脂肪垫向下移动，使面
中部和眶下区域形成凹陷。因此，面部年轻化治疗应
该在垂直方向上进行 [2-4]。

衰老迹象包括下颌缘不清晰、水平额纹、竖直的
眉间纹、颧弓区域下移、鼻颊沟加重、眼睑皮肤松
弛，以及颈部和颏部松弛（图 2-1）。

激光和深部组织加热设备已被用于面部衰老
治疗，但大多数未能达到患者满意的水平。自从
Sulamanidze 博士于 1998 年将 APTOS 线用于面部提
升和年轻化治疗以来，包括 Woffles 线提升、Waptos
缝合线提升、Isse 单向锯齿线提升和 Silhouette 线提

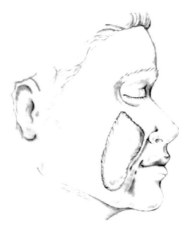

▲ 图 2-1 颊脂肪垫下移引起的面中部下垂和鼻唇沟加深 [2, 4]

升在内的多种技术在临床中开始应用。

微创技术和流程因其所需手术时间短、更少的侵入性技术、更快的恢复速度、更少的停工期、更少的术后并发症以及对患者的最大获益而得到普及。

二、埋线提升的动力学

线材钩住并固定皮肤组织。线材的张力可以诱导促进上皮化生的机械传导途径 [5]。随后，物理的作用力将转变为化学信号，如生长因子（TGFB 1、TGFB 2、TGFB 3），抑制基质金属蛋白酶的表达，减少胶原蛋白分解[6]并产生创伤愈合效果（表2-1）[5]。这会形成肉芽组织并刺激成纤维细胞，从而使埋线产生平滑肌张力的特性，此张力能提起皮肤组织[7]。

增殖阶段始于成纤维细胞到达伤口部位。术后第6天，成纤维细胞是主要的细胞类型，其受各种生长因子调节，并用富含胶原的肉芽组织代替临时基质。埋线提升面部年轻化的另一个关键过程是血管内皮生长因子（VEGF）在增生阶段诱导的血管新生。信号转导涉及与酪氨酸激酶受体的结合，并导致内皮细胞增殖、迁移和新血管形成。

三、组织病理学

埋线提升的早期治疗效果被认为是受组织反作用力和机械力影响。但是，在多项研究中都提出线材周围有均质纤维囊形成的假说。

Kurita等指出在术后1个月、3个月和7个月，发现线材周围有囊性结构形成[8]。

表 2-1 埋线提升后的急性创伤愈合过程

创伤愈合阶段	持续时间	细胞参与	细胞因子
止血	0～15min	血小板	PDGF, TGF-b
炎症	15min 至第 6 天	中性粒细胞、巨噬细胞	IL-6, IL-10, PDGF, TGF
增殖	第 6 天至第 3 周	成纤维细胞、内皮细胞	VEGF, PDGF, FGF, EGF, TGF 和基质蛋白（透明质酸、纤连蛋白、胶原蛋白）
重塑	第 3 周至第 2 年	肌成纤维细胞	TGF, FGF

PDGF. 血小板衍生生长因子；TGF-b. 转化生长因子 β；IL. 白细胞介素；VEGF. 血管内皮生长因子；FGF. 成纤维细胞生长因子；EGF. 表皮生长因子

- 囊性结构周围有肌成纤维细胞、胶原蛋白和其他细胞成分（图 2-2）。
- 在纤维化的囊性结构中可发现扩张的血管和血管新生。
- 真皮乳头层的厚度增加表明胶原蛋白的增生。

Savoia A 等指出，在手术后 2 个月的组织病理学中可见在线材的腔隙周围，结缔组织形成了厚度约 70μm 的环状结构（图 2-3）[9]。

Gamboa 和 Vasconez 还通过埋线提升手术 6 个月后的组织学研究证实了聚丙烯线结及其锥形结构周围的纤维化（图 2-4）[10]。

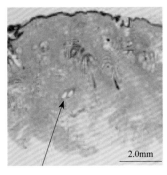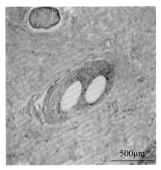

▲ 图 2-2 在纤维化囊性结构周围发现了肌成纤维细胞、胶原蛋白和其他细胞成分

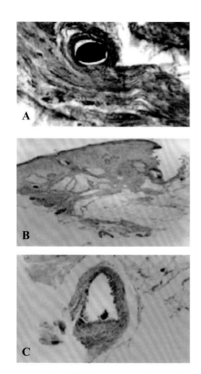

▲ 图 2-3　在线材腔隙周围形成的结缔组织环

另外，一项组织病理学研究（此研究发表于《日本美容外科学会会报》，题为《使用可吸收单丝平滑线的埋线提升》）提出，埋线提升 3 个月后颈部的组织在胶原纤维（Elastica Van Gieson，EVG）染色或维多利亚蓝（Victoria Blue，VB）染色下，在埋置线材

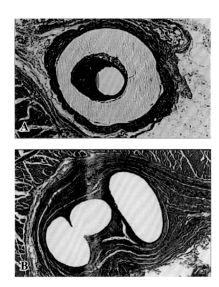

▲ 图 2-4　在聚丙烯线结及其锥形结构周围发现纤维化

的区域附近发现了弹力纤维变性。然而，比较治疗区域和对照区域真皮中的弹性纤维时，"未发现明显差异"（图 2-5）。

四、线材的类型

埋线提升操作因线材材质、长度和埋置方法不同而有所差异。线材可分为四个主要类别（表 2-2）。

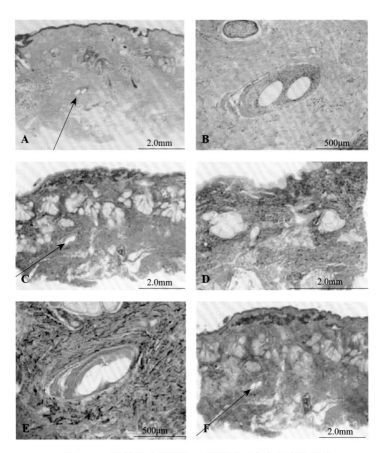

▲ 图 2-5　比较治疗区域和对照区域真皮中的弹性纤维

A. PDO（聚二氧环己酮，箭），HE 染色，20×；B. 淋巴细胞、组织细胞和嗜酸性粒细胞，在其周围可见纤维化，HE 染色，100×；C. 治疗侧，EVG 染色，20×；D. 对照侧，EVG 染色，40×；E. 治疗侧，EVG 染色，100×；F. 治疗侧，VB 染色，20×

表 2-2　线材的四个主要类别

主要类别	子类别
吸收方式	可吸收线
	不可吸收线
植入方法	锚定法
	悬浮固定法
锯齿线和非锯齿线	锯齿线
	非锯齿线
线材的长度	短线
	长线

（一）可吸收线和不可吸收线

1. 可吸收线

包括聚二氧环己酮（polydioxanone，PDO）[11-13]，Silhouette Soft 铃铛线［聚左旋乳酸或固态的塑然雅（sculptra）附带双向可吸收锥体的细线］[10]。

2. 不可吸收线

如 APTOS（聚丙烯）线、Contour 线、Silhouette Lift 铃铛线、Woffles（丙烯）线和金线。

（二）线材植入的方法

1. 悬浮固定法是指将线材悬浮停留在皮肤中。

2. 锚定法是指将线材固定在皮下的组织中。

（三）锯齿线和非锯齿线

1. 三种类型锯齿线[14-16]

(1) 双向锯齿线（长线）：插入空心针埋置于治疗区域。例如 APTOS® 线、APTOS 2G 线（双针线）和 Woffles 线（图 2-6 至图 2-9）。

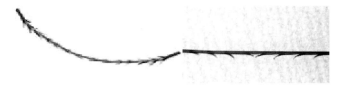

▲ 图 2-6　双向锯齿线

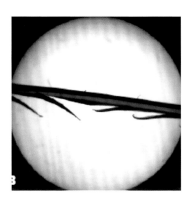

▲ 图 2-7　典型双向锯齿线的偏光显微照片

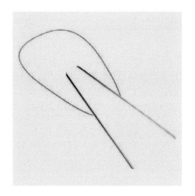

▲ 图 2-8　**APTOS 2G 线**

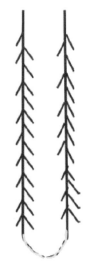

▲ 图 2-9　**Woffles 线**

(2) 单向锯齿线（长线）：被设计用于锚定于固定不易移动的结构中，如颞深筋膜。例如，Contour® 线和 Silhouette® 线（图 2-10 和图 2-11）。

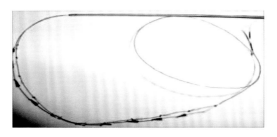

▲ 图 2-10　**Silhouette Lift 线**

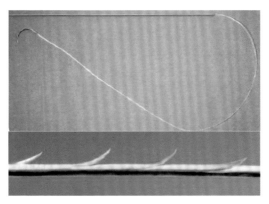

▲ 图 2-11　**Contour 线**

7 英寸直针、2 英寸无锯齿部分、4 英寸有锯齿部分和 4 英寸无锯齿部分连接于 26mm 半圆针，并用于固定组织（1 英寸 ≈2.54 厘米）

（3）锯齿线（短线）：示例是 PDO 单向锯齿线、PDO 双向锯齿线和 PDO 多向锯齿线（图 2-12 至图 2-14）[17]。

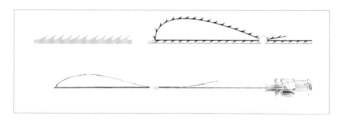

▲ 图 2-12　单向锯齿线

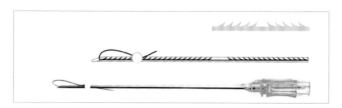

▲ 图 2-13　双向锯齿线

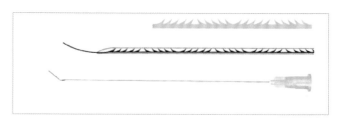

▲ 图 2-14　多向锯齿线

双向锯齿线对比单向锯齿线及非锯齿线的价值在于因其双向锯齿的固定作用，使组织在两个方向上均无法移动。但是，如果出现因线材植入而引起的面部不对称，由单向锯齿线或非锯齿线引起的，术后更容易被纠正[18]。

对于非锯齿线而言，只有在锚定点处才能承受张力；对于锯齿线而言，线材的全程都可以承载张力[19]。

2. 两种类型非锯齿线

(1) 单丝平滑线（图 2-15 和图 2-17）[17]。

(2) 单丝螺旋线或螺纹线（图 2-16 和图 2-18）。

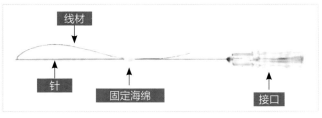

▲ 图 2-15　单丝平滑线

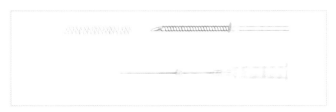

▲ 图 2-16　单丝螺旋线或螺纹线

针		线材	
尺寸	长度	尺寸	长度
31G	30mm	7-0	30mm
29G	40mm	6-0	50mm
29G	50mm	6-0	70mm
27G	30mm	5-0	90mm
25G	90mm	5-0	150mm

▲ 图2-17　单丝平滑线的尺寸和长度 [17]

针		线材	
尺寸	长度	尺寸	长度
25G	90mm	5-0	130mm
26G	38mm	5-0	50mm
	60mm	5-0	90mm
27G	38mm	5-0	50mm
	50mm	5-0	70mm
29G	38mm	6-0	50mm
	50mm	6-0	70mm

▲ 图2-18　单丝螺旋线和螺纹线的尺寸和长度

自 1998 年起锯齿线的时间轴

Woffles 线（双向，不可吸收线）

↓

Waptos 缝合线（双向，不可吸收线）

↓

Isse 锯齿线（单向，不可吸收线）

↓

Contour 线（单向，不可吸收线）

↓

APTOS 线（双向，不可吸收线）

↓

APTOS 2G 线（双向，不可吸收线）

↓

Silhouette Lift 线（单向，不可吸收线）

↓

Silhouette Soft 线（双向，可吸收线）

五、患者选择

（一）适合埋线提升治疗的案例[14]

1. 轻度下颌缘不清晰。

2. 颧颊区域下垂。

3. 鼻颊沟加深。

4. 水平额纹。

5. 眼周皱纹。

6. 颈部和颏部松垂。

7. 双下巴或颈下脂肪垫。

8. 追求 V 形脸。

9. 皮肤弹性差。

（二）不适合埋线提升的案例

1. 严重的面部脂肪萎缩。

2. 过度松弛的皮肤需要去除。

3. 追求即刻疗效的患者。

4. 追求传统拉皮手术的过度提升效果。

5. 严重的皮肤和肌肉下垂。

6. 有填充剂注射史的患者。

作为重要因素之一，正确的患者选择应为"轻度衰老迹象"。

六、禁忌证

（一）绝对禁忌证

1. 心理障碍，如严重的人格障碍。

2. 不切实际的期望。

3. 违禁药物使用者。

4. 药物滥用。

5. 严重的系统性疾病，如血友病。

6. 恶性肿瘤或正在接受化疗。

7. 存在局部或全身感染。

8. 正在使用抗凝药，如香豆素、肝素、ASA。

（二）相对禁忌证

1. 吸烟。

2. 面部或头皮湿疹。

3. 银屑病。

4. 活动性痤疮或皮肤感染。

5. 瘢痕疙瘩或肥厚性瘢痕倾向。

6. 口唇单纯疱疹病史者，口服阿昔洛韦预防复发。

7. 有填充剂注射史。

用于培训、医学教育或营销目的的同意书示例

• 我确认已经对治疗程序进行了充分的解释，并给予我足够的时间来思考和提出问题。

• 我了解此次治疗无法保证结果，并且我没有退款资格。

• 我了解培训者不能对结果不理想或并发症承担责任。

• 我了解不良反应可能包括：

　　－ 淤血。

　　－ 局部麻醉药注射引起的长时间麻木。

　　－ 由于局部麻醉药注射而导致的暂时性功能障碍（类似于口腔科注射）。

　　－ 几天或几周内会有疼痛或不适，尤其是突然进行剧烈运动时。

　　－ 肿胀数日，最多 8 周。

　　－ 持续 6 周的电击感。

· 如果我担心出现了某种特殊的不良反应，我保证立即与我的治疗者联系，或者与我的全科医生联系。

· 我没有被任何人强迫或诱导接受治疗。

· 我同意我的照片可用于营销。

· 我理解与我进行对此次治疗的知情同意，是为我进行治疗的医生的责任。

· 我了解，如果以后需要其他的埋线提升治疗，将会首选此次为我治疗的医生，此类的治疗也将产生额外的费用。纠正或改善治疗不是培训者的责任。

患者签名：＿＿＿＿＿＿＿＿＿＿＿日期：＿＿＿＿＿＿＿

治疗者签名：＿＿＿＿＿＿＿＿＿＿日期：＿＿＿＿＿＿＿

见证人签名：＿＿＿＿＿＿＿＿＿＿日期：＿＿＿＿＿＿＿

地点：＿＿＿＿＿＿＿＿＿＿＿＿＿＿＿＿＿＿＿＿＿

埋线提升知情同意书示例

本人＿＿＿＿＿＿＿＿＿＿＿＿＿＿＿＿＿＿＿特此授权，＿＿＿＿＿＿＿＿＿＿＿＿＿医生进行埋线提升治疗。

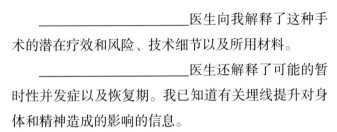

_____医生向我解释了这种手术的潜在疗效和风险、技术细节以及所用材料。

_____医生还解释了可能的暂时性并发症以及恢复期。我已知道有关埋线提升对身体和精神造成的影响的信息。

• 我了解该治疗的最终疗效将在 8 周后出现。我理解，由于个体组织下垂情况差异，可能需要在手术后进行一些调整。

• 我知道在手术和药物治疗或麻醉过程中，由于不可预见的情况发生可能需要修改治疗方案。因此，我授权_____医生及其工作人员执行其认为必要或可行的其他治疗方案。

• 我已将我曾经和现在正在服用的药物及病史告知我的医生。

• 我同意使用必要的麻醉药。我知道所有方式的麻醉都有风险以及并发症和损伤的可能性。

• 我认可对于治疗结果并没有得到任何保证。

• 我知道手术后需要使用抗生素。我知道感染的风险极小，如果我无法服用处方抗生素，这会增加

感染的风险。如果发生感染，我知道我必须立即联
系_____医生并采取必要的治疗。

• 我了解我必须按照_____医生的建议进行
术后复诊，以取得最佳效果。

• 如果必须取出一根或多根线材，我接受_____医
生进行该治疗。

• 为了促进医学教育，我同意观察者进入手术室。

• 我同意处置可能被移除的任何组织和（或）医疗
设备。

• 我同意将照片作为治疗记录：未经我的明确许
可，不得将这些照片用于任何其他目的。

　　我特此同意接受埋线提升治疗。我已经阅读了提
供给我的资料，所有问题和疑虑都得到满意的解决。

　　患者姓名：_____

　　签名：_____日期：_____

　　医生姓名：_____

　　签名：_____日期：_____

七、治疗原则和治疗前流程

（一）治疗前流程

1. 在治疗之前，采集患者的既往史和医疗美容治疗的相关病史，对于排除禁忌证是很重要的。

2. 评估患者的面部轮廓、已经存在的不对称、皮肤质地、组织松弛、面部脂肪分布和面部表情。

3. 拍摄照片（正面、侧面的 45° 和 90°）。

4. 告知患者风险、不良反应和可能的并发症。

5. 了解患者的期望非常重要，因为患者可能会因为治疗没有达到预期而不高兴[20]。

6. 根据患者情况决定使用的线材和治疗方法。

7. 建议患者停止服用所有有助于抗凝的药物及营养补充剂，如月见草油、维生素 C、维生素 E 和任何草药。

8. 确保患者完全了解埋线提升的过程并签署知情同意书。

（二）治疗规则

1. 用记号笔设计治疗方案，并在镜子和照片中向患者展示。

2. 治疗前 1h 开始预防性使用抗生素。

3. 在植入线材前使用消毒剂，如氯己定或碘伏。

4. 对于浅表埋置的平滑线，可在治疗前 45min 使用 7%～15% 利多卡因乳膏。

5. 对于锯齿线或任何长线（大于 90mm），应在进针区域使用 1%～2% 利多卡因稀释的肾上腺素（1/200 000）进行局部麻醉。

6. 按摩浸润区域，等待 5～10min，然后再开始埋线治疗。

7. 确保在插入点处剪断了锯齿线，使得锯齿末端埋在皮肤下，否则线头可能会突出皮肤。

8. 在完成治疗后，再次清洁植入线材的区域。

9. 治疗后可使用冰袋来减少水肿和瘀青。

10. 在治疗后拍照。

八、线材植入流程

线材植入技术可以根据线的长度及治疗方法的不同而分为两组。

1. 短线植入流程是针对长度为 30mm、40mm、50mm 和 60mm 的线材。如 PDO 线材（平滑线、螺旋线、螺旋线和锯齿线），治疗都采用悬浮固定法（图 2-19）。

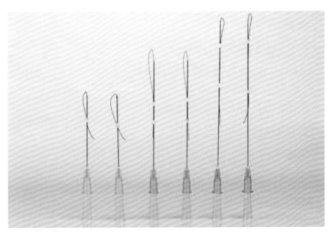

▲ 图 2-19　各种尺寸的 PDO 线材

2. 长线植入流程是针对长度超过 90mm 的锯齿线（图 2-20），如 APTOS 线 2-0、4-0，Silhouette Lift 线，Silhouette Soft 线或 Contour 线。这一技术包括用于单向线材的锚定法和用于双向线材的悬浮固定法。

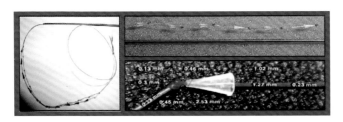

▲ 图 2-20　长线示意图

（一）短线植入流程

指南以每个治疗区域所需的最小线数显示。如果存在严重的皮肤松弛或明显的脂肪组织，则可以植入更多的线 [21]。

下面部区域和下颌线

步骤 1（图 2–21）

(1) 在每一侧植入 4～6 根锯齿线。

(2) 根据下颌的长度选择 60mm 或 90mm 的线材。

(3) 术前标记应在坐位进行。

(4) 切一个 3～4mm 长的切口，宽度足以容纳 4～6 根线穿过相同的插入点，深至结缔组织平面（SMAS 水平）。

(5) 将针插入进针点。

　　A：耳前 1.5cm，颧弓下缘下方 1cm。

(6) 沿以下直线到达终点。

　　B：第①根锯齿线终点，位于木偶纹内侧 1cm，下唇唇红缘下方 5mm。

　　C：第②根锯齿线终点，位于嘴角和下颌骨连线中点。

　　D：第③根锯齿线终点，位于木偶纹 / 下颌骨。

　　E：第④根锯齿线终点，位于下颌骨 / 下颌前沟。

　　F：第⑤根锯齿线（可选 / 60mm）终点，位于下颌前沟外侧 2cm。

　　G：第⑥根锯齿线（可选 / 60mm）终点，位于下颌角。

(7) 在终点向套管针施加压力，向后拉套管针以确保锯齿线处于相应位置 [22, 23]。

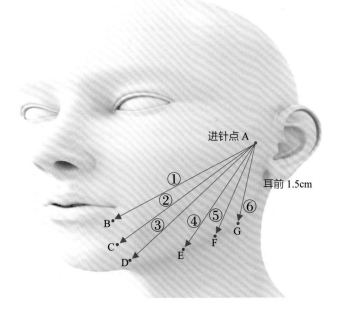

进针点 A

耳前 1.5cm

① ② ③ ④ ⑤ ⑥

B C D E F G

▲ 图 2-21 下面部和下颌线的步骤 1

步骤 2（图 2-22）

(1) 在每一侧植入 5～10 根单向平滑线或螺旋线。

(2) 根据下颌骨的长度、皮肤的松弛程度和脂肪组织的数量选择长度为 38mm 或 50mm 的线材。

(3) 术前标记应在坐位进行。

(4) 在进针点插入针：将第①根线植入下颌骨上方木偶纹中点；将第②和第③根线于第①根线上方 5mm 依次植入；将第④和第⑤根线于第①根线下方 5mm 依次植入。

(5) 植入层次：针对皮肤紧致和年轻化应植入真皮；针对脂肪分解和皮肤紧致应植入皮下。

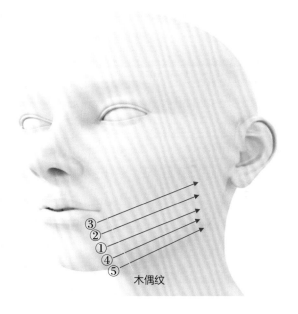

③
②
①
④
⑤
木偶纹

▲ 图 2-22　下面部和下颌线的步骤 2

步骤 3（图 2-23）

(1) 在每一侧植入 5～10 根单向平滑线或螺旋线。

(2) 线材长度选择 38mm 或 50mm，具体取决于皮肤的松弛程度和脂肪组织的量。

(3) 术前标记应在坐位进行。

(4) 在进针点插入针头：从进针点沿着下颌骨平行于木偶纹插入第①根线，然后每 1cm 依次放置第②～⑤根线。此步骤与步骤 2 中植入的单向平滑线和步骤 1 中植入的锯齿线形成了网格结构。

(5) 植入层次：针对皮肤紧致和年轻化应植入真皮；针对脂肪分解和皮肤紧致应植入皮下。

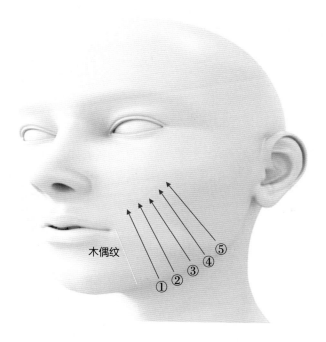

木偶纹

① ② ③ ④ ⑤

▲ 图 2-23 下面部和下颌线的步骤 3

步骤 4（图 2-24）

(1) 在每一侧植入 5 条单向螺旋线。

(2) 选择长度为 25mm 或 38mm 的线材，具体取决于木偶纹的长度。

(3) 术前标记应在坐位进行。

(4) 将第①根锯齿线（红色）起于下颌骨，止于口角，平行于木偶线植入。

(5) 将第②根螺旋线（黑色）比第①根线稍微高一点的位置沿 Z 形曲折植入，并在第①根线相同的位置结束。

(6) 将第③根螺旋线（黄色）比第①根线稍微高一点的位置沿 Z 形曲折植入，并在第①根线相同的位置结束。

(7) 对于用来提起口角轴的第④根和第⑤根螺旋线（蓝色），将螺旋线沿下唇唇红缘水平位置植入，起自木偶纹外侧 1cm，至口角内侧 1cm。

(8) 分别移除多余线材，而不是一起移除。

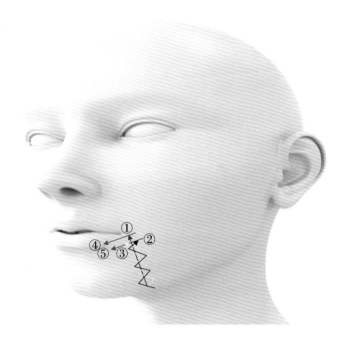

▲ 图 2-24　下面部和下颌线的步骤 4

步骤 5（图 2-25 和图 2-26）

针对一些皮肤松弛严重或下颌线上方脂肪组织过多的患者。

(1) 在每一侧植入 5～10 根单向平滑线或螺旋线。

(2) 根据下颌骨的长度、皮肤的松弛程度和脂肪组织的量选择长度为 38mm 或 50mm 的线材。

(3) 术前标记应在坐位进行。

(4) 在进针点插入针：起始于下颌骨，在垂直方向上平行于木偶纹植入第①根线。每隔 1cm 依次植入第②～⑦根线。此步骤与步骤 2、步骤 3 中植入的单向平滑线和步骤 1 中植入的锯齿线创建了网格结构。

(5) 同时取出所有的 5 根针。

(6) 植入层次：真皮。

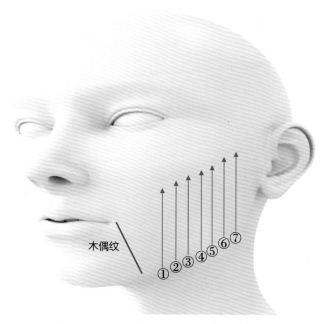

木偶纹

▲ 图 2–25　步骤 5: 针对严重皮肤松弛或下颌线上方脂肪
组织过多的患者

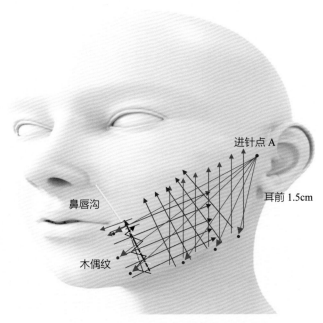

进针点 A

耳前 1.5cm

鼻唇沟

木偶纹

▲ 图 2-26　下面部和下颌线的组合示意图
（步骤 1 ～步骤 5）

自我经验笔记

中面部和面颊区域

步骤 1（图 2-27）

(1) 在每一侧植入 4～6 根锯齿线。

(2) 根据患者面颊的大小选择 60mm 或 90mm 的线材。

(3) 术前标记应在坐位进行。

(4) 切一个 3～4mm 长的切口，宽度足以容纳 4～6 根线穿过相同的插入点，直至结缔组织平面（SMAS 水平）。

(5) 将针插入到进针点。

　　A：发际线前方 1cm，颧弓上缘下方 1cm。

(6) 沿以下直线到达终点。

　　B：第①根线终点，位于鼻唇沟外侧 1cm。

　　C：第②根线终点，位于鼻唇沟外侧 1cm（将针指向嘴角和鼻子中间的区域）。

　　D：第③根线终点，位于鼻唇沟外侧 1cm（终止于鼻翼）。

　　E：第④根线终点，位于眶下缘以下 1cm 的瞳孔正中线上。

(7) 在终点向套管针施加压力，向后拉套管针以确保锯齿线处于相应位置。

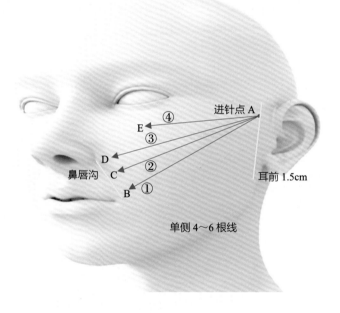

▲ 图 2-27　中面部和面颊区域的步骤 1

步骤 2（面颊区域，图 2-28）

(1) 在每一侧植入 5～10 根单向平滑线或螺旋线。

(2) 线材长度选择 38mm 或 50mm，具体取决于皮肤和脂肪组织的厚度。

(3) 术前标记应在坐位进行。

(4) 在进针点插入针：平行于鼻唇沟植入第①根线。每隔 1cm 依次平行植入第②～⑤根线。此步骤与步骤 1 中植入的锯齿线形成了网状结构。

(5) 同时取出所有的针。

(6) 植入层次：针对皮肤紧致和嫩肤应植入真皮；针对脂肪分解和皮肤紧致应植入皮下。

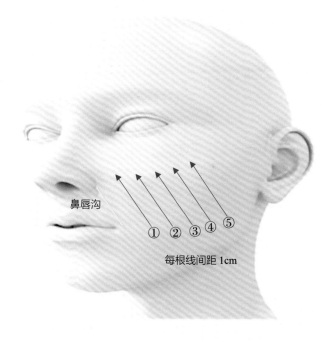

鼻唇沟

① ② ③ ④ ⑤

每根线间距 1cm

▲ 图 2-28　中面部和面颊区域的步骤 2

步骤 3（鼻唇沟，图 2-29）

(1) 每侧植入 3～5 根单向螺旋线。

(2) 选择长度为 25mm 或 38mm 的线材，具体取决于鼻唇沟的长度。

(3) 术前标记应在坐位进行。

(4) 将第①根螺旋线插入鼻唇沟褶皱中。

(5) 将第②根螺旋线呈 Z 形曲折植入到第①根螺旋线内侧。

(6) 将第③根螺旋线呈 Z 形曲折植入到第①根螺旋线外侧。

(7) 将第④根螺旋线呈 Z 形曲折植入到第③根螺旋线外侧。

(8) 将第⑤根螺旋线呈 Z 形曲折植入到第④根螺旋线外侧。

(9) 分别移除多余线材，而不是一起移除。

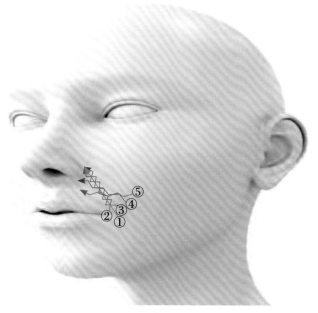

▲ 图 2-29　中面部和面颊区域的步骤 3

步骤 4（有关面颊区域的其他内容，图 2-30）

如果患者皮肤厚度较厚或脂肪组织过多，则可以增加更多的螺旋线。

(1) 在每侧插入 5～10 根平滑线或螺旋线。

(2) 根据脂肪组织的厚度和数量选择长度为 38mm 或 50mm 的线材。

(3) 术前标记应在坐位进行。

(4) 在进针点插入针：垂直方向平行于鼻唇沟植入第①根线。每隔 1cm 依次植入第②～⑤根线。此步骤植入的锯齿线将与步骤 1 中植入的线形成网状结构。

(5) 同时移除所有 5 根针。

(6) 植入层次：真皮。

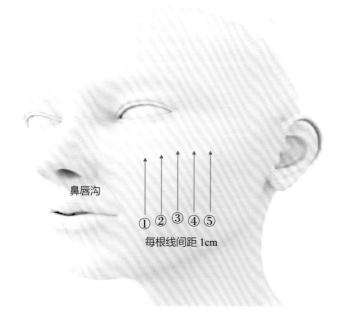

鼻唇沟

① ② ③ ④ ⑤

每根线间距 1cm

▲ 图 2-30 步骤 4: 适用于皮肤厚度较厚或脂肪组织过多的患者

眼周区域

眉外侧提升（图 2-31）

(1) 在每一侧植入 2～4 根锯齿线。

(2) 选择长度为 60mm 的线材。

(3) 术前标记应在坐位进行。

(4) 将针头插入发际线下方 1cm 处的进针点 A。

(5) 将第①根锯齿线于真皮下植入，终止于 B 点（眉上方 1cm 处），以避免对面神经颞支造成创伤，轻压针头。

(6) 用中指向上推动眉毛并超过套管针尖端，然后用示指轻压针头。

(7) 锚定锯齿线后，慢慢将套管针退出，同时用示指将其插入并朝着进入点向上推动皮肤。固定线材。

(8) 将第②根锯齿线于皮下植入，终止于 C 点（眉上方 1cm 处）并平行于外眦线。

(9) 用中指向上推动眉毛并超过套管针尖端，然后用示指轻压针头。

(10) 重复（7）。

(11) 将两根锯齿线夹在一起并紧贴皮肤剪断，使线没于皮肤下。

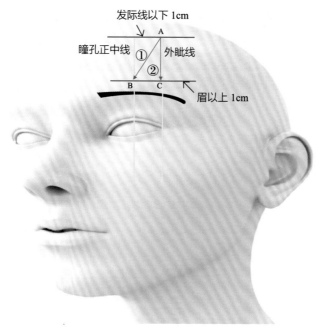

▲ 图 2-31　眉外侧提升

眉内侧提升（图 2-32）

(1) 在每一侧植入 2～4 根锯齿线。

(2) 选择长度为 60mm 的线材。

(3) 术前标记应在坐位进行。

(4) 将针头插入发际线下方 1cm 处的进针点 A。

(5) 在真皮下植入第①根线，线末端指向 B 点（眉上方 1cm），以免对面神经颞支造成创伤，轻压针头。

(6) 用中指向上推动眉毛并超过套管针尖端，然后用示指轻压针头。

(7) 锚定锯齿线后，慢慢将套管针退出，同时用示指将其插入并朝着进入点向上推动皮肤。固定线材。

(8) 将第②根锯齿线于皮下植入，终止于 C 点（眉上方 1cm）并平行于内眦线。

(9) 用中指向上推动眉毛并超过套管针尖端，然后用示指轻压针头。

(10) 重复（7）。将两根锯齿线夹在一起并紧贴皮肤剪断，使线没于皮肤下。

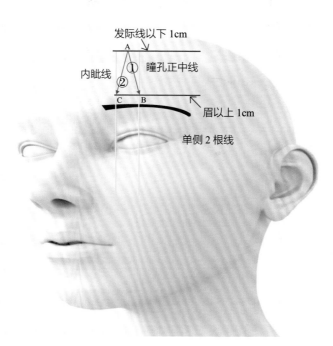

发际线以下 1cm

A

① 瞳孔正中线

内眦线

②

C　B

眉以上 1cm

单侧 2 根线

▲ 图 2-32　眉内侧提升

泪沟提升（图 2-33）

(1) 用 25G 锐针在 A 点和 B 点刺破皮肤。

(2) 在每一侧插入 5 根单向平滑线。

(3) 选择 30mm 长，USP 7-0 线材和 31G 针。

(4) 从进针点 A 植入第①、②、③根单向线至下眼睑真皮下。每个套管必须单独植入和取出。

(5) 从进针点 B 植入第④和第⑤根套管针，目的是填充泪沟并收紧皮肤。

(6) 每个套管必须单独植入和取出。

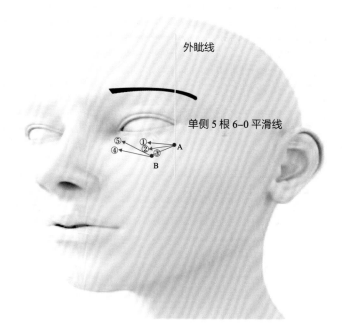

外眦线

单侧 5 根 6-0 平滑线

▲ 图 2-33 泪沟提升

鱼尾纹（图 2-34）

针对皮肤紧致和年轻化。

(1) 在每一侧插入 5 根单向平滑线。

(2) 选择 30mm 长，USP 7-0 线材和 31G 针。

(3) 将第①～③根线从水平方向植入到皱纹的真皮中。

(4) 将第④和第⑤根线从垂直方向植入到皱纹的真皮中，并形成网格结构。

(5) 旋转两次使线材在组织中固定。

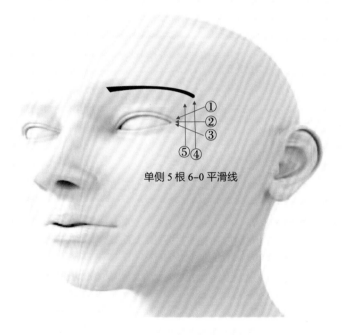

单侧 5 根 6-0 平滑线

▲ 图 2-34 鱼尾纹紧致和年轻化

颈部区域

在每侧将 10～15 根单向螺旋线沿水平方向和 10～15 根单向平滑线沿垂直方向分别植入真皮下 [2, 24, 25, 26]（图 2-35）。

(1) 在每侧将 10～15 根单向螺旋线和 10～15 根单向平滑线分别沿水平方向和垂直方向植入。

(2) 根据颈部的位置选择 25mm 或 38mm 长的线材。

(3) 术前标记应在坐位进行。

(4) 植入水平：真皮下（针对脂肪分解）。

(5) 沿下颌下方横向植入第①根单向 38mm 螺旋线（蓝箭）。

(6) 重复（5），间隔 5～10mm 依次植入第②～⑤根螺旋线。

(7) 从垂直于下颌缘的方向向下植入 11 根 25mm 单向平滑线（黄箭）至真皮。

(8) 手持棉签在 5 根螺旋线的套管针上施加压力，然后同步移除所有套管针。

(9) 保持 5 根单向平滑线上的压力并同步移除。

(10) 在皮肤上按压 3～5min 以减少瘀伤或血肿。

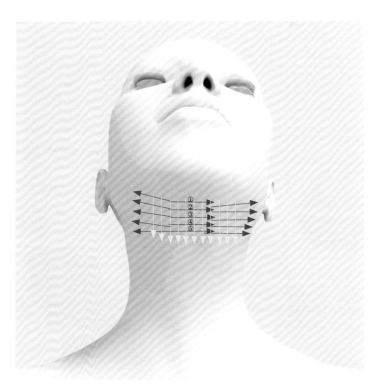

▲ 图 2-35　颈部提升

（二）长线治疗流程

长线大多数是锯齿线，分为双向线和单向线。单向锯齿线常用的治疗方案是锚定法（有锚定点）。双向锯齿线的治疗方案是悬浮固定法（无锚定点）。另一种方法是双针法，也是悬浮固定法（无锚定点）。所有的治疗过程都可以在局部麻醉下进行（图 2-36 和图 2-37）。

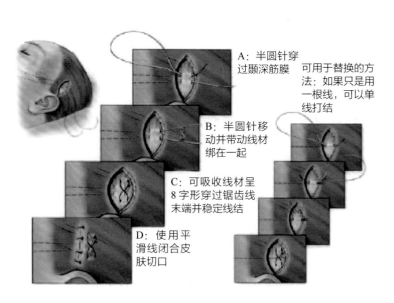

A：半圆针穿过颞深筋膜

可用于替换的方法：如果只是用一根线，可以单线打结

B：半圆针移动并带动线材绑在一起

C：可吸收线材呈 8 字形穿过锯齿线末端并稳定线结

D：使用平滑线闭合皮肤切口

▲ 图 2-36　近端缝合线和悬吊系统的固定(一)

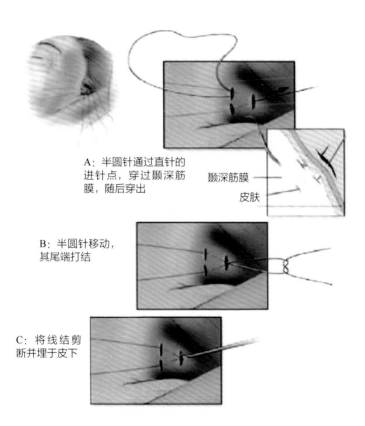

A：半圆针通过直针的进针点，穿过颞深筋膜，随后穿出

颞深筋膜

皮肤

B：半圆针移动，其尾端打结

C：将线结剪断并埋于皮下

▲ 图 2-37　近端缝合线和悬吊系统的固定（二）

对于锚定法，需要 3～4mm 的切口来插入直针。进针点应位于颞深筋膜或骨膜处作为锚定点。

对于下面部和面颊提升，锚定点要位于额部和颞部发际线之后 [26, 27]。用于颈部提升时，锚定点指向胸锁乳突肌后 [21]。

下面部区域和下颌线

方法一

下面部埋线提升 [28, 29]：有锚定点的直针技术，建议使用单向线材（图 2-38 和图 2-39）。

(1) 每侧选择 2 根长锯齿线。

(2) 术前标记应在坐位进行。

(3) 在颧弓区域上方的毛发区域切开 3～4mm 长的切口，深达骨膜。

(4) 在深筋膜上打结。

(5) 将针插入切口处。

(6) 沿着标记线到达前半程。在前半程，针应深于 SMAS；在后半程，针的走行应该更浅，在皮下层。

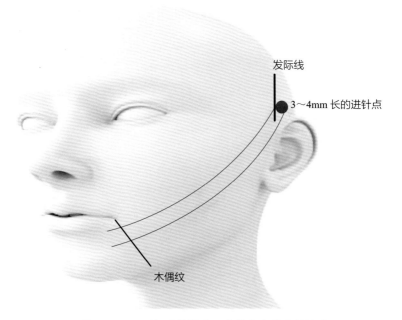

发际线

3～4mm 长的进针点

木偶纹

▲ 图 2-38 下面部埋线提升：有锚定点的直针技术

如果针进入皮下深层、肌筋膜层或骨膜层，患者会感到疼痛、按压敏感。

(7) 通过木偶纹后 1.5cm 处将针拔出，将线留在组织中。

(8) 轻轻拉线，然后剪掉多余的线。

(9) 应在治疗区域使用纸胶带，保持线的位置固定 3～4 天。

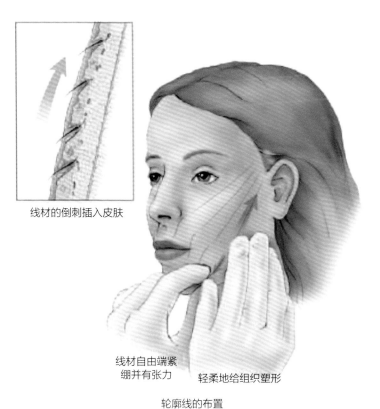

线材的倒刺插入皮肤

线材自由端紧
绷并有张力　　　轻柔地给组织塑形

轮廓线的布置

▲ 图 2-39　线材塑形过程

方法二

下面部埋线提升：无锚定点的直针技术，建议使用双向锯齿线（图 2-40）。

(1) 每侧选择 2 根 APTOS 双向锯齿线。

(2) 术前标记应在坐位进行。

(3) 在耳屏前区域穿刺。

(4) 在进针点（A 点）插入可弯曲的空心硬膜外导管针。

(5) 使针以 Z 形曲折状走行直至通过出针点（B 点）。针管应位于接近皮下组织的真皮乳头层，在皮肤上不可见。

(6) 将线插入针中。

(7) 拉出针，留线固定在真皮。

(8) 轻轻拉线，然后剪掉多余的线。应在治疗区域使用纸胶带将线的位置固定 3～4 天。

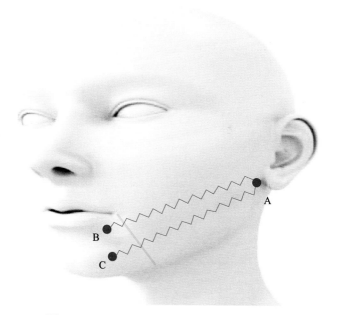

▲ 图 2-40　下面部埋线提升：无锚定点的直针技术

方法三

重塑下颌轮廓：无锚定点的双针技术（图 2-41）。

(1) 每侧使用 1 根双针线。

(2) 术前标记应在坐位进行。

(3) 在下颌角的皮下层次，将两根直针插入两个相邻的进针口。

(4) 沿着这条线，将第①根针沿着下颌升支向上穿至颞区，将第②根针沿着下颌水平支穿行 4~5cm。

(5) 轻轻拉线，然后剪掉多余的线。

(6) 无须缝合。

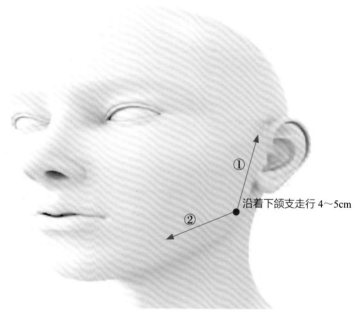

沿着下颌支走行 4～5cm

▲ 图 2-41　用双针线重塑下颌轮廓

方法四

Woffles 埋线提升技术（图 2-42 至图 2-46）。

(1) 每侧选择 3～4 根 Woffles 锯齿线（8 根细丝）。

(2) 术前标记应在坐位进行。

(3) 用 11 号刀片在 B 点做一个小切口。

(4) 从 A 点插入引导针（18G 脊椎穿刺针）直至从 B 点（毛发区域）穿出。

(5) 取下引导针的内针，然后从 B 点向下朝向 A 点植入一根 Woffles 锯齿线，直到看到该线的中点（无锯齿区域 / 光滑的透明区域）位于 B 点。

(6) 从 C 点向上重新插入引导针，直到再次从 B 点穿出。

(7) 取下引导针的内针，然后从 B 点向下朝向 A 点植入另外半根 Woffles 锯齿线，直到线从 C 点穿出。

(8) 拔出针，用力拉动线材的末端并沿垂直方向向上推动皮肤，然后剪掉多余的线。

(9) 在不同方向重复上述过程。

(10) 对于切口部位（在头皮处），用 6-0 不可吸收缝合线（Ethilon）或 6-0 羊肠线缝合，然后将莫匹罗星软膏涂在伤口上。

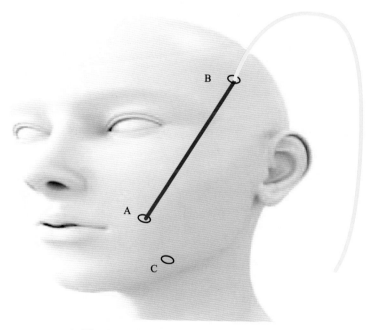

▲ 图 2-42 **Woffles 埋线提升技术示意（一）**

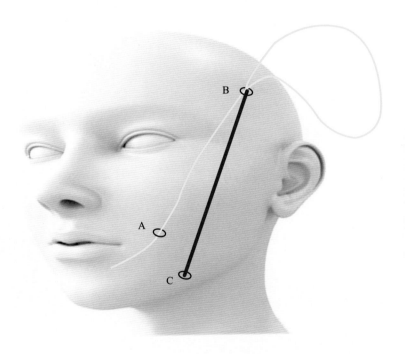

▲ 图 2-43　**Woffles 埋线提升技术示意（二）**

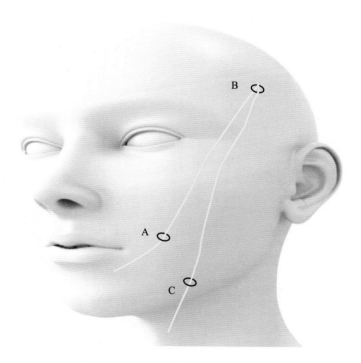

▲ 图 2-44 Woffles 埋线提升技术示意（三）

A：U 形锯齿线的组织重量分布

重量固定于脂肪组织中的单个倒刺

由于重量不均匀，U 形底部切割组织

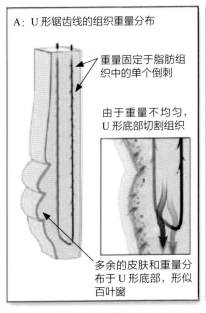

多余的皮肤和重量分布于 U 形底部，形似百叶窗

B：倒 U 形锯齿线的组织重量分布

重量固定于筋膜

多余的皮肤和重量分布于 U 形顶部

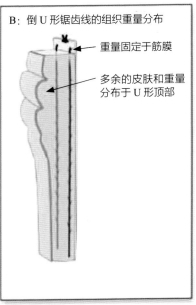

▲ 图 2-45　倒 U 形轮廓缝线

当锯齿线以直立的 U 形（A）植入时，依赖的组织在底部聚集，就像那些打结的环一样。倒 U 形（B）植入可以让多余的皮肤转移到远离患者关注区域的头皮上

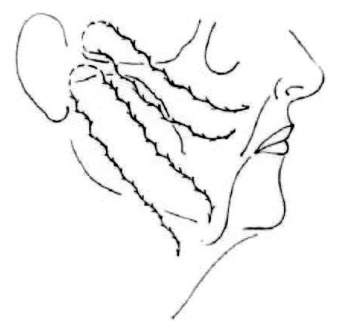

▲ 图 2-46　倒 U 形技术可提升下面部或中面部

中面部和面颊区域：颊脂肪垫提升

方法一

有锚定点的直针技术（图 2-47 和图 2-48）[2, 3, 10, 30-33]。

(1) 每侧选择 3～4 根长锯齿线。

(2) 术前标记应在坐位进行。

(3) 在颧弓上缘的发际线区域切开一个 1cm 长的切口，深至骨膜处。

(4) 在深筋膜上打结。

(5) 将针插入切口处，将针尖从骨膜向上指向颊脂肪垫区域（从外侧到内侧），针应走行于皮下层（颊脂肪垫）。

(6) 内侧线材略呈水平走行，外侧线材垂直走行。

(7) 在距鼻唇沟约 1cm 处取出针，将线留在组织中。

(8) 用力拉线的末端并将脸颊的皮肤向后推，然后剪掉多余的线。

(9) 应在治疗区域使用纸胶带将线的位置固定 3～4 天。

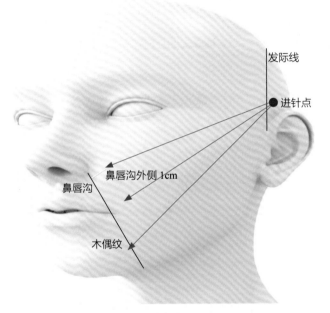

发际线

进针点

鼻唇沟外侧 1cm

鼻唇沟

木偶纹

▲ 图 2-47 中面部和面颊提升：有锚定点的直针技术

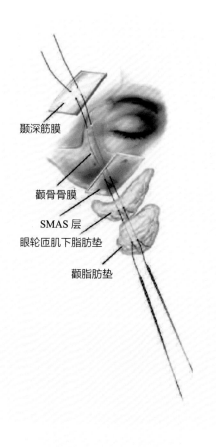

颞深筋膜

颧骨骨膜

SMAS 层
眼轮匝肌下脂肪垫

颧脂肪垫

▲ 图 2-48　堆叠软组织

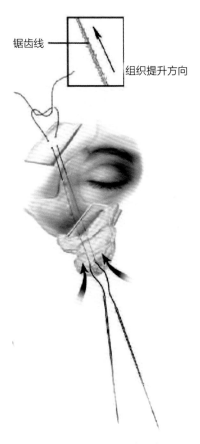

锯齿线

组织提升方向

▲ 图 2-48（续）　**堆叠软组织**

方法二

有锚定点的弯针技术（5cm 或 6cm 长的针头，带 45cm 锯齿线，图 2–49）[28, 29]。

(1) 术前标记应在坐位进行。

(2) 沿"鱼尾纹"（A 点）切开 20～30mm 长的切口，直至骨膜。

(3) 第①根线，将针插入切口处，沿三角形路径将针刺入皮下区域，到达 B 点和 C 点，然后旋转回到 A 点。

(4) 在 A 点，将针拔出，并穿回再次进入切口。

(5) 线的两端连在一起，以几个线结固定在眼眶骨膜上。

(6) 按照术前标记，以类似方法埋置第②根线（D 点和 E 点）和第③根线（F 点）。

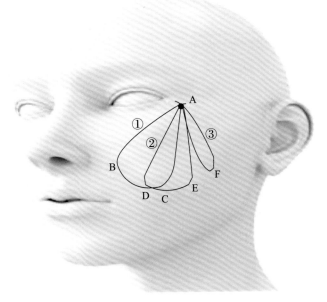

▲ 图 2-49 有锚定点的弯针技术

方法三

无锚定点的双针技术（图 2-50）。

(1) 术前标记应在坐位进行。

(2) 将双针（如 APTOS 2G 线），经由同一进针点从颧弓处插入骨膜。

(3) 双针彼此分开，沿颊脂肪垫方向经内侧穿过，到达标记的内侧点表面，然后再次回到颞区，在此处将缝合线固定在骨膜上。

(4) 为了增强提升效果，需要用力拉动线的两端，将皮肤向脸颊后推，然后将多余的线剪掉。

(5) 无须缝合。

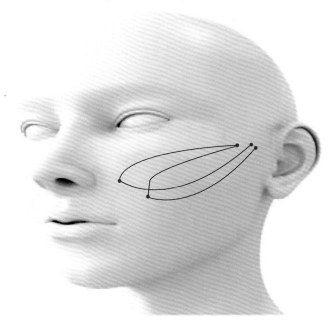

▲ 图 2-50　无锚定点的双针技术

提 眉

方法一

有锚定点的直针技术（图 2-51）[34]。

(1) 每侧眉毛选择 2～3 根锯齿线。

(2) 术前标记应在坐位进行。

(3) 沿发际线上缘 2cm 切开 4～6 个 2mm 长的切口，深度至骨膜[31]。

(4) 将线从帽状腱膜下平面植入至眉上缘，然后通过 1mm 长的皮肤切口在眉毛上方的皮肤穿出。

(5) 这样就形成了眉固定点，之后线向外侧穿行。

(6) 将线向头皮区域反折，然后施加牵引力并打结，形成一个长方形。

(7) 切口用 6-0 尼龙线缝合 1 针。

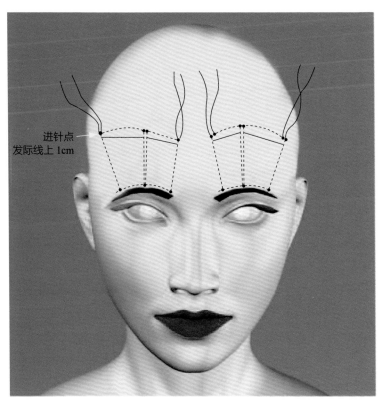

进针点
发际线上 1cm

▲ 图 2-51 提眉：有锚定点的直针技术

方法二

无锚定点的双针技术（图 2-52）。

(1) 每侧使用 1 根双针线。

(2) 术前标记应在坐位进行。

(3) 将两根直针插入发际线区域。

(4) 两根直针都必须沿骨面在皮下层移动。

(5) 沿着这条线，将两根针向下直到到达眉毛。在相同的出口处将内侧的直针重新插入，并沿着眉毛从鼻侧眉头处穿出。外侧直针向外侧对称地穿过相同的路径。最后一步，将两根针向上穿行直到到达发际线并穿出。

(6) 轻轻拉动线的两端，然后切断多余的线。

(7) 无须缝合。

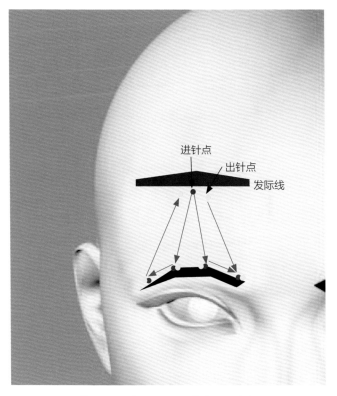

▲ 图 2-52 提眉：无锚定点的双针技术

方法三

无锚定点的双针技术（图 2-53）。

(1) 每侧使用 1 根双针线。

(2) 术前标记应在坐位进行。

(3) 将两根直针插入颞区的同一进针点，将针向下插入颞肌。

(4) 将两个针头分开，将其深深插入颞筋膜以进行固定，然后再将其穿回皮下层。

(5) 沿着这条线，在眉毛最高处将针头穿出皮肤，然后重新插入并沿眉毛方向内侧走行至眉间区域。

(6) 在眉间区上方中央部，两个针头一起穿出。

(7) 轻轻拉扯 4 根缝合线末端，然后剪掉多余的线。

(8) 无须缝合。

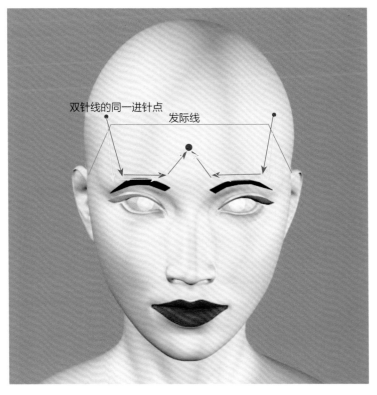

双针线的同一进针点

发际线

▲ 图 2-53　提眉：无锚定点的双针技术

颈部提升

方法一

有锚定点的直针技术（图 2-54）。

(1) 每侧选择 3～4 根锯齿长线。

(2) 术前标记应在坐位进行。

(3) 在耳后区域的皮下层切开一个 1cm 长的切口。

(4) 打结。

(5) 线向内侧穿行，从颈部正中线穿出。

(6) 用力拉线的末端并向外侧推动皮肤，然后剪掉多余的线。

(7) 治疗区域应粘贴纸胶带。

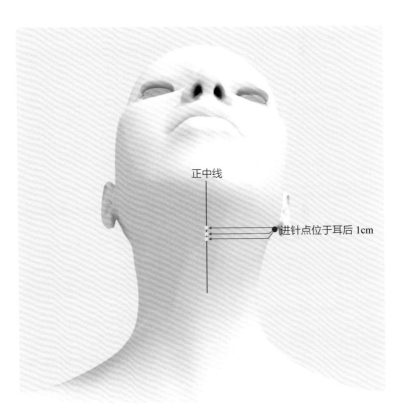

正中线

进针点位于耳后 1cm

▲ 图 2-54 颈部提升：有锚定点的直针技术

方法二

有锚定点的长直针技术（图 2–55 和图 2–56）。

(1) 每侧使用 1 根长锯齿线（锯齿线应超过 100cm）。

(2) 术前标记应在坐位进行。

(3) 在耳后区域的皮下层对称地切开一个 1cm 长的切口。

(4) 在切口处用 2–0 的普理灵（Prolene）不可吸收线做一个"固定器"并将线固定在骨膜上。

(5) 首先沿着最低的标记线在皮下层埋线，直到其从另一侧穿出。

(6) 将针头穿出皮肤表面，返回后在出针处重新插入。

(7) 用力拉动锯齿线并与固定线系紧。

(8) 沿着上方和中间的标记重复上述步骤。

(9) 每次将锯齿线固定到支架上，以保持稳定的软组织提升作用。

(10) 最后，剪掉多余的线。

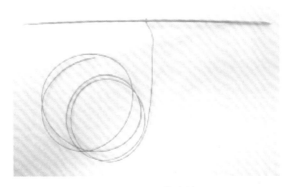

▲ 图 2-55　长直针

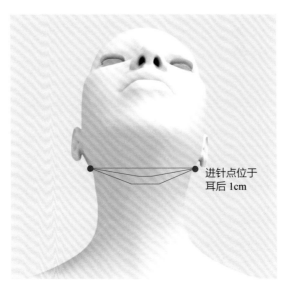

进针点位于
耳后 1cm

▲ 图 2-56　颈部提升：有锚定点的长直针技术

方法三

无锚定点的双针技术（图 2-57 和图 2-58）。

(1) 每侧使用 1 根线。

(2) 术前标记应在坐位进行。

(3) 将两根直针交替插入颈阔肌腱膜。

(4) 两根直针都必须沿着骨面在皮下穿行。

(5) 沿着这条线，两根针水平移动到胸锁乳突肌区域。

(6) 轻轻拉动线的两端，然后切断。

(7) 不需要使用任何缝合线。

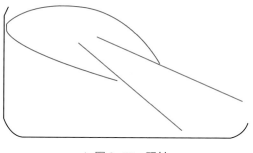

▲ 图 2-57　双针

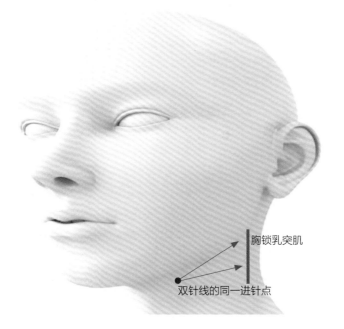

胸锁乳突肌

双针线的同一进针点

▲ 图 2-58 颈部提升：无锚定点的双针技术

九、风险、并发症和管理

埋线提升是一种相对较新的治疗，其技术仍在发展中。在不同的患者中，结果各不相同。埋线提升治疗的一个重大风险是患者可能无法观察到任何改善。大多数文章中都没有报道诸如严重不对称之类的主要并发症。然而，可能发生的轻微并发症[35]包括面部和轮廓的轻微不对称[29]、水肿 / 肿胀[10]、出血、过敏反应、直径较大的套管会导致锯齿线早期挤压[14]、锯齿移位或部分排出（易纠正）[36,37]，以及血管、神经或腮腺损伤[38]和慢性炎症反应（表 2-3）[39]。

表 2-3 埋线提升的严重和轻微并发症

严重并发症	轻微并发症
• 严重不对称	• 轻微面部不对称
• 严重瘀青	• 轮廓不规则
• 过敏反应	• 浮肿 / 肿胀
• 血管、神经或腮腺损伤	• 瘀青
• 慢性炎症反应	• 早期线材挤压
• 治疗区域感染	• 线材移位或部分排出
• 持续疼痛	
• 感觉迟钝或麻木感	
• 凹凸不平整	

（一）即刻或暂时的并发症 [27]

- 面部的轻微不对称和轮廓不规则。
- 水肿 / 肿胀。
- 出血。
- 过敏反应。
- 早期线材挤压。

（二）晚期或持续的并发症

- 线材移位或部分排出（易纠正）。
- 可见的皮下线结。
- 浅表瘀伤、轻度瘀斑或血肿。
- 术后肿胀。
- 持续性疼痛。
- 治疗区域感觉迟钝或麻木感。
- 损伤血管、神经或腮腺。
- 慢性炎症反应。
- 治疗区感染。
- 凹凸不平整。
- 校正过度或校正不足。

第3章 讨 论

　　埋线提升在过去的十年中已经普及，支持和反对埋线提升的文献很多。我们查阅到支持埋线提升的已发表于国际杂志上的大量可靠文献，这些支持埋线提升的文献指出，在手术后的所有时间点，线材周围都被发现了类似囊状的结构（证据级别 3b，图 3-1）。

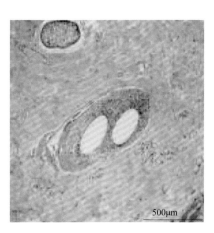

500μm

▲ 图 3-1　由肌成纤维细胞和胶原蛋白组成的囊状结构

在囊状结构周围发现肌成纤维细胞和胶原蛋白。机械变形和机械拉伸效果将变为化学信号并产生伤口愈合效果，从而促进胶原蛋白的产生和胶原蛋白的重塑[6, 7]。根据 *Happy Lift* 期刊[9] 报道的患者满意度，有 89% 的患者认为治疗令人满意，只有 6% 的患者出现术后不对称。轻微的并发症[24] 包括轻度瘀斑、轻度红斑、轻度出血、轻度短暂麻醉和轻度术后肿胀（40%）。根据这些支持的文献报道，我们推荐有需要的患者可接受埋线提升治疗。

到目前为止，为了获取患者满意度和期望值，有多种埋线提升技术被广泛应用，本文将其归纳为两种：长线和短线技术。长线技术和短线技术的区别如下。

1. 长线技术不容易应用，因为使用单向锯齿线的长线技术需固定在颞深筋膜上，且长线技术多使用 2G 线。短线技术通过悬浮固定法来使用更易于操作，而不是将线固定在组织上。

2. 长线技术多采用大口径的套管针，例如 20 号针头以及大号锯齿线（如 APTOS 线、Silhouette Lift 线）。短线技术使用的套管针直径较小，如 25 号针或 27 号针。

3. 长线技术会带来很多严重的术后并发症，如术后不对称。而在已有的资料中，短线技术仅出现了轻微并发症，例如轻度红斑、轻度术后肿胀。

4. 另一方面，我们不能否认，长线技术比短线技术能产生更大的提升效果[40]。

长线技术与短线技术的比较在表 3-1 和表 3-2 中展示。

使用长线技术和短线技术各有优缺点。那么，有一个问题是"为什么长线技术没有在亚洲普及？"我们认为，这是由于如上所述的长线技术的缺点。而且亚洲患者无法处理严重的并发症，如严重的瘀伤、严重的肿胀、严重的不对称性或明显的瘢痕疙瘩，这些并发症很可能是由长线技术而引起。另外，大多数亚洲人的中面部组织紧致，针对西方患者开发的能够提升中面部的长线技术不适用于亚洲患者。表 3-3 显示了各族裔面部结构的主要差异。

关于患者的需求，目前亚洲人脸部形状的流行趋势是心形脸和倒三角形脸（前额比下颌角间距宽，颏部尖，称为"V 形脸"，图 3-2）。

根据这些观点，我们建议针对亚洲患者及其基本

表 3-1 短线与长线技术比较

	短线技术	长线技术
适用性	容易操作	不易操作
套管针尺寸	较小的套管针（27G针或29G针）	较大的套管针（15G针或19G针）
并发症	仅报告轻微并发症，如瘀青、轻度水肿或轻微轮廓不规则	报告严重并发症，如严重不对称、凹凸不平整或严重肿胀
提升效果	轻微的提升效果	明显的提升效果
年轻化（促进胶原蛋白重塑、胶原蛋白新生和血供）	适合面部年轻化	不建议用于面部年轻化（仅适用于提升要求）
长效的提升效果	7 个月	2～3 年
患者选择	需要轻度提升作用或皮肤年轻化	需要明显的提升效果

诉求，可利用短线技术来纠正轮廓不规则并制造 V 形脸提升效果（证据级别 5）。从我们的角度来看，这种技术和规则也能适合我们的患者。

表 3-2　线材优点的差异

线材的类型	优点
PDO 平滑线	嫩肤
PDO 螺旋线或螺纹线	嫩肤、轻度的提升效果
PDO 锯齿线	轻度到中度的提升效果（取决于锯齿线的尺寸，更大的线材可以提供更大的提升效果）
长线（Silhouette Soft 线、Silhouette Lift线或APTOS线）	明显的提升效果

表 3-3　面部结构的种族和关键特点差异

种族群体	面部结构差异
高加索人种的脸	• 鼻基底较窄 • 鼻较大 • 内眦间距 • 中面部和颊脂肪垫突出 • 嘴唇更薄
亚洲人的脸	• 面部骨骼框架较柔和、脸部更圆和宽 • 眉毛更高、上眼睑更丰满 • 低鼻梁、水平扩张的鼻翼 • 更平坦的颧骨突出和面中部 • 嘴唇更丰满

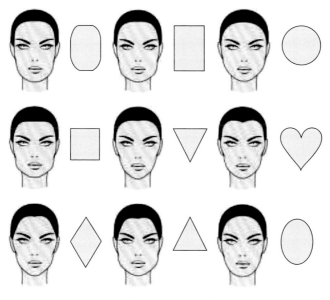

▲ 图 3-2　各种脸形

　　适用于亚洲患者的 V 形提升技术：短线技术（短线包括使用 PDO 平滑线、PDO 螺旋线、PDO 螺纹线和长度小于 90mm 的 PDO 锯齿线）

步骤 1（图 3-3）

(1) 在每一侧植入 4～6 根锯齿线。

(2) 根据下颌骨的大小选择 60mm 或 90mm 长的线材。

(3) 术前标记应在坐位进行。

(4) 切开一个 3～4mm 长的切口，其宽度足以使 4～6 根锯齿线穿过同一进针点，直至结缔组织层（SMAS 水平）。

(5) 将针插入进针点。

　　A：耳前 1.5cm，颧骨下缘以下 1cm。

(6) 遵循以下步骤，直到到达终点为止。

　　B：第①根线终点，位于木偶纹内侧 1cm，下唇唇红缘以下 5mm。

　　C：第②根线终点，位于嘴角和下颌缘之间中点。

　　D：第③根线终点，位于木偶纹 / 下颌骨。

　　E：第④根线终点，位于下颌骨 / 下颌前沟。

　　F：第⑤根线（可选 / 60mm）终点，位于距下颌前沟外侧 2cm。

　　G：第⑥根线（可选 / 60mm）终点，位于下颌角。

(7) 在终点，向套管施加压力，向后拉套管并确保锯齿线保持在原位置[22, 23]。

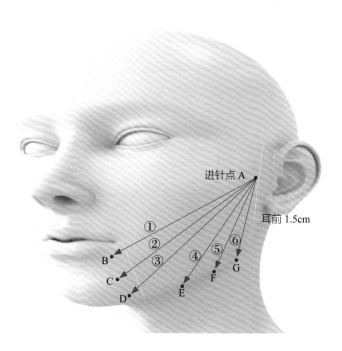

进针点 A

耳前 1.5cm

①
②
③
④
⑤
⑥

B
C
D
E
F
G

▲ 图 3-3 亚洲患者 V 形提升技术的步骤 1

步骤 2（图 3-4）

(1) 在每一侧植入 5～10 根单向平滑线或螺旋线。

(2) 根据下颌骨的长度、皮肤的松弛程度和脂肪组织的量选择长度为 38mm 或 50mm 的线材。

(3) 术前标记应在坐位进行。

(4) 在进针点插入针。

- 将第①根线植入下颌缘以上的木偶纹中线。
- 将第②根和第③根线于第①根线上方 5mm 依次植入。
- 将第④根和第⑤根线于第①根线下方 5mm 依次植入。

(5) 植入层次。

- 皮肤紧致和年轻化应植入真皮。
- 脂肪分解和皮肤紧致应植入皮下层。

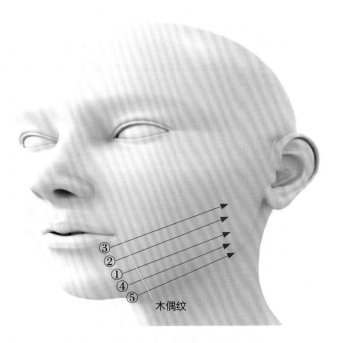

③
②
①
④
⑤　木偶纹

▲ 图 3-4　亚洲患者 V 形提升技术的步骤 2

步骤 3（图 3-5）

(1) 在每一侧植入 5~10 根单向平滑线或螺旋线。

(2) 线材长度选择 38mm 或 50mm，具体取决于皮肤的松弛程度和脂肪组织的量。

(3) 术前标记应在坐位进行。

(4) 在进针点插入针。

- 从下颌骨向上方插入与木偶纹平行的第①根线。

- 每隔 1cm 依次向外侧排布第②~⑤根线。此步骤相对于步骤 2 中插入的单向线和步骤 1 中插入的锯齿线形成网格结构。

(5) 植入层次。

- 皮肤紧致和年轻化应植入真皮。

- 脂肪分解和皮肤紧致应植入皮下。

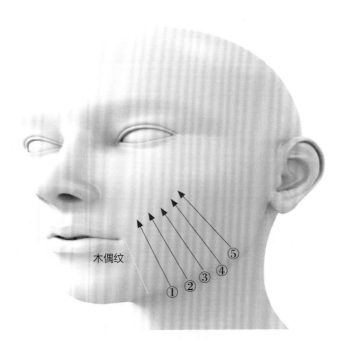

木偶纹

①②③④⑤

▲ 图 3-5 亚洲患者 V 形提升技术的步骤 3

步骤 4（图 3-6）

对于皮肤松弛或下颌骨上方脂肪组织过多的患者，我们建议在此方向上每侧再增加 5～10 根线。

患者治疗的基本规则（图 3-7）

- 年轻化意味着促进胶原蛋白重塑和胶原蛋白生成。
- 轻度衰老迹象包括下颌边缘轻度不清晰、要求 V 形提升、鼻颊沟加深、颈部和下巴松垂。
- 中度至重度的衰老迹象包括下颌边缘明显不清晰、颧弓区域下移、面部脂肪萎缩、严重的鼻颊沟加深、双下巴或颈部下方过多的脂肪垫。
- Silhouetted Soft 线：对于需要大幅度提升效果的患者，我们建议利用长线技术进行 Silhouette Soft 线提升，这是一种可吸收的双向锯齿线（不需要固定且易于操作）。

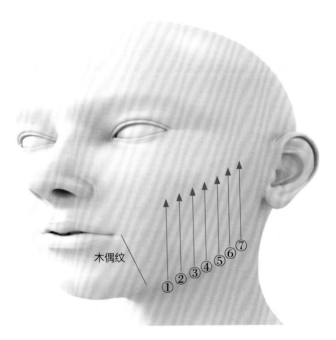

木偶纹

▲ 图 3-6　亚洲患者 V 形提升技术的步骤 4

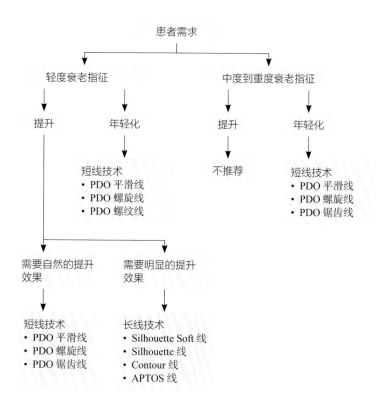

▲ 图 3-7　患者治疗的基本规则

第4章 结 论

埋线提升在过去的十年中已经普及。目前，已发展出多种技术来满足患者的期望并提高患者的满意度，如本综述中介绍的两种方案（短线和长线技术）所概述的。主要重点应该是患者关注的领域、医生对问题的评估以及为患者选择最合适的技术，例如患者治疗的基本规则中所建议的（图 3-7）。此外，医生应向患者解释所选择技术的所有优点、缺点、局限性以及可能给患者带来的并发症[18, 23, 29-34]。

根据本综述中所归纳总结的所有文献，已有多种埋线提升技术供大家参考。但是，满意的治疗结果最终取决于筛选患者（好的候选人）以及为患者选择最合适的技术。

未来的趋势

1. 带有可促进伤口愈合过程、成纤维细胞迁移和重塑的生长因子的埋线提升。

2. 用可能引起脂肪分解以增强 V 形脸的材料进行埋线提升。

3. 带锯齿（短线）的双向线材可提高提升效果，并使皮肤下线材锯齿可见的情况最小化。

参考文献

[1] Goldstein SA, Goldstein SM. Anatomic and aesthetic considerations in midfacial rejuvenation. Facial Plast Surg. 2006;22(2):105-11.

[2] De Cordier BC, de la Torre JI, Al- Hakeem MS, Rosenberg LZ, et al. Rejuvenation of the Midface by Elevating the Malar Fat Pad: Review of Technique,Cases, and Complications. Plast Reconstr Surg. 2002;110.

[3] Owsley JQ. Elevation of the malar fat pad superficial to the orbicularis oculi muscle for correction of prominent nasolabial folds. Clin Plast Surg. 1995；22(2):279-93.

[4] Gosain AK, Klein MH, Sudhakar PV, Prost RW. A volumetric analysis of soft-tissue changes in the aging midface using high - resolution MRI: implicationsfor facial rejuvenation. Plast Reconstr Surg. 2005;1 15(4):1143-52.

[5] Langevin HM, Bouffard NA, Badger GJ, Churchill DL, et al. Subcutaneous tissue fibroblast cytoskeletal remodeling induced by acupuncture : evidence for a mechanotransduction-based mechanism. J Cell Physiol. 2006;207(3):767-74.

[6] WangF, GarzaLA, KangS, VaraniJ, etal. In vivo stimulation of de novocollagen production caused by cross - linked hyaluronic acid dermal filler' injections in photodamaged human skin. Arch Dermatol. 2007;143(2):155-63.

[7] Gabbiani G, Hirschel BJ, Ryan GB. Granulaion tissue as a contractile organ A study of structure and function. J Exp Med.1971;135:719-34.

[8] Kurita M, Matsumoto D, Kato H, Araki J, et al. Tissue reactions to cog structure and pure gold in lifting threads: a histological study in rats. Aesthet Surg J.2011;31(3):347-51.

[9] Savoia A, Accardo C, Vannini F, Di Pasquale B, et al. Outcomes in thread lift for facial rejuvenation: a study performed with happy lift revitalizing. Dermatol Ther (Heidelb). 2014;4(1):103-14.

[10] Gamboa GM, Vasconez LO. Suture suspension technique for midface and neck rejuvenation. Ann Plast Surg. 2009;62(5):478-81.

[11] Bartholomew RS. PDS (polydioxanone suture): a new synthetic absorbable suture in cataract surgery. A preliminary study. Ophthalmologica. 1981;183(2):81-5.

[12] Middleton JC, Tipton AJ. Synthetic Biodegradable Polymers as Medical Devices 1998.

[13] Boland ED, Coleman BD, Barnes CP, Simpson DG, et al. Electrospinning polydioxanone for biomedical applications. Acta Biomater. 2005;1:115-23.

[14] Kalra R. Use of barbed threads in facial rejuvenation. Indian J Plast Surg.2008;41.

[15] DeLorenzi CL. Barbed sutures: Rationale and technique. Aesthet Surg J.2006;26(2):223-9.

[16] Rashid RM, Sartori M, White LE, Villa MT, et al. Breaking strength of barbed polypropylene sutures : rater - blinded, controlled comparison with nonbarbed sutures of various calibers. Arch Dermatol. 2007;143(7):869-72.

[17] Suh DH, Jang HW, Lee SJ, Lee WS, et al. Outcomes of polydioxanone knotless thread lifting for facial rejuvenation. Dermatol Surg. 2015;41(6):720-5.

[18] Horne DF, Kaminer MS. Reduction of face and neck laxity with anchored,barbed polypropylene sutures (Contour Threads). Skin Therapy Lett. 2006; 11(1):5-7.

[19] Wu WTL. Nonsurgical facelifting with long barbed suture slings: The Woffleslift. J Asthet Chir. 2013;1:13-9.

[20] Lycka B, Bazan C, Poletti E, Treen B. The emerging technique of the antiptosis subdermal suspension thread. Dermatol Surg.2004;30(1):41-4.

[21] Shimizu Y, Terase K. Thread lift with absorbable monofilament threads. Japan J Aesth Plast Surg. 2013;35(2).

[22] Bacci PA. T3 - Soft Face Lift by Suspension Surgery In : Serdev N, editor. Miniinvasive Face and Body Lifts - Closed Suture Lifts or Barbed Thread Lifts. Croatia: Intech; 2013.

[23] Park TH, Seo SW, Whang KW. F acial rejuvenation with fine-barbed threads:the simple Miz lift. Aesthestic Plast Surg. 2014;38(1):69-74.

[24] Llorca V, Soyano S. Lifting effect with polydioxanone absorbable threads without anchors on face and neck. Approaches to Aging control 2014;18(1).

[25] Park TH. Facial Rejuvenation With Fine - Barbed Threads: The Simple Miz Lift. Aesth Plast Surg. 2014;38(1):69-74.

[26] Mendelson BC. Anatomic Study of the Retaining Ligaments of the Face and Applications for Facial Rejuvenation. Aesth Plast Surg. 2013;37:513-5.

[27] Verpaele A, Tonnard P. LowerThird of the Face: Indications and Limitations of the Minimal Access Cranial Suspension Lift. Clin in Plast Surg. 2008;35 (4):645-59.

[28] Sulamanidze M, Sulamanidze G, Vozdvizhenskiy I, Sulamanidze K, et al. New Method of Face Elastic Thread Lift. In: Serdev N, editor. Miniinvasive Face and Body Lifts - Closed Suture Lifts or Barbed Thread Lifts. Croatia: Intech; 2013.

[29] Sulamanidze M, Sulamanidze G, Vozdvizhensky I, Sulamanidze C. Avoiding complications with Aptos sutures. Aesthet Surg J. 2011;31(8):863-73.

[30] Lee SY, Sung KY. Subcision Using a Spinal Needle Cannula and a Thread for Prominent Nasolabial Fold Correction. Arch Plastic Surg. 2013;40:256-8.

[31] Graziosi AC, Beer SMC. Browlifting with Thread: The Technique Without Undermining Using Minimum Incisions. Aesth Plast Surg. 1998;22:120-5.

[32] Atiyeh BS, Dibo SA, Costagliola M, Hayek SN. Barbed sutures lunch time"lifting: evidence-based efficacy. J Cosmet Dermatol. 2010;9:132-41.

[33] Paul MD. Barbed sutures for aesthetic facial plastic surgery: indications and techniques. Clin Plast Surg. 2008;35(3):451-61.

[34] Ghalambor A, Pipelzadeh MH. A non - aggressive forehead / brow lift with contour threads :A case report and its application in Iran. Pak J Med Sci. 2006;22(3):320-2.

[35] Paul MD. Complications of barbed sutures. Aesthetic Plast Surg. 2008;32(1):149.

[36] Silva - Siwady JG, Diaz - Garza c, Ocampo- Candiani J. A case of Aptosthread migration and partial expulsion. Dermatol Surg. 2005;31(3):356-8.

[37] Kaminer MS, BogartM, Choi C, Wee SA. Long - term efficacy of anchored barbed sutures in the face and neck. Dermatol Surg. 2008;34(8):1041-7.

[38] Sulamanidze M, Sulamanidze G. Facial lifting with Aptos Methods. J Cutan Aesthet Surg. 2008;1(1):7-11.

[39] Abraham RF, Defatta RJ, William EF. Thread - lift for Facial Rejuvenation Assessment of Long-term Results Arch Facial Plast Surg. 2009;11(3):178-83.

[40] Padín VL. Experience in the Use of Barbed Threads and Non - Barbed Serdev Sutures in Face and Body Lift - Comparison and Combination Miniinvasive Face and Body Lifts - Closed Suture Lifts or Barbed Thread Lifts Croatia: Intech; 2013.